RAPPORT

SUR LA

QUESTION DES EAUX DE LA DIVETTE

ET DE

L'ÉTIOLOGIE DE LA FIÈVRE TYPHOIDE

PRÉSENTÉ AU CONSEIL MUNICIPAL

PAR

M. LE Dr OFFRET

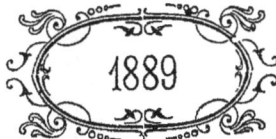

1889

D, IMPRIMEUR-ÉDITEUR, 14, RUE DU CHATEAU

CHERBOURG

RAPPORT

SUR LA

QUESTION DES EAUX DE LA DIVETTE

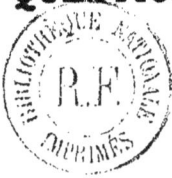
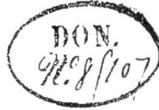

ET DE

L'ÉTIOLOGIE DE LA FIÈVRE TYPHOÏDE

PRÉSENTÉ AU CONSEIL MUNICIPAL

PAR

M. LE Dʳ OFFRET

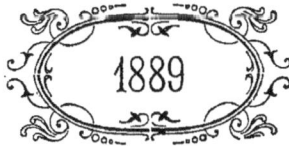

1889

BIARD, IMPRIMEUR-ÉDITEUR, 14, RUE DU CHATEAU

CHERBOURG

À Monsieur le Docteur
Tholozan, médecin de
Sa Majesté le Schah de Perse.

Hommage très-respectueux
de l'auteur

J. Oppert

RAPPORT

SUR LA

Question des Eaux de la Divette

Le Conseil municipal préoccupé à juste titre d'une question qui intéresse au premier chef toute la population civile et militaire de Cherbourg ; sachant de plus que depuis plusieurs années la fièvre typhoïde fait de nombreuses victimes, tenant en outre grand compte de l'opinion publique qui, dans la circonstance, me semble avec raison accuser l'eau de la Divette d'être la principale cause de cette affection, le Conseil municipal, dis-je, s'est réuni le 7 novembre dernier et a décidé qu'il y avait lieu de s'occuper immédiatement de cette question et de la traiter à fond.

A cet effet une Commission de 7 membres a été nommée. Réunie dès le lendemain, cette Commission a reconnu la nécessité de faire dans le plus bref délai l'analyse biologique des eaux de la Divette, de la Polle, des Fourches, de la Fontaine Rose, et du Ponceau. On s'est adressé pour ces analyses aux autorités les plus compétentes.

M. Chantemesse, recommandé par la Faculté de médecine de Paris et l'Institut Pasteur.

M. Vaillard, professeur au Val-de-Grâce.

M. Gosselin, professeur à la Faculté de Caen.

Dix échantillons pris à 10 points différents et dans les conditions requises pour un examen irréprochable ont été expédiés *le même jour*, avec toutes les précautions nécessaires et suivant les instructions fournies par les savants eux-mêmes.

J'ai l'honneur de vous exposer les résultats de ces analyses.

M. CHANTEMESSE : « J'ai fait l'analyse microbique des 10 échantillons d'eau. Dans aucune de ces analyses, je n'ai constaté la présence du bacille typhique. Ce microbe a pu exister dans quelques unes de ces eaux ; mais en ce moment je ne crois pas qu'il existe dans ces eaux parce que je l'ai vainement cherché.

Si aucun echantillon ne renferme en ce moment le bacille ty-phique, je puis vous dire cependant que trois d'entre eux, contiennent de l'eau très-suspecte. Ce sont les échantillons qui portent les numéros 5 K. Divette, fontaine place d'Armes.

6 H. Divette, prise d'eau de la ville.

7 E. Divette, prise d'eau de la marine.

» Ils contiennent en effet des microbes qui n'existent jamais dans les bonnes eaux potables et qui se trouvent en très grande quantité dans les matières fécales et dans les eaux qui sont souillées par elles. — Pour cette raison ces eaux peuvent avoir contenu à un moment donné des bacilles typhiques, il y a lieu de prendre des précautions contre leur souillure. •

17 Janvier 1889. - C'est l'eau qui porte les : ignes 6 H qui me paraît la plus impure.

6 H Divette, Fauconnière, c'est-à-dire à la prise d'eau de la ville.

3 Avril. — M. Chantemesse demande de nouveaux échantillons. On lui en envoie cinq et voici sa réponse :

« L'eau la plus pure est celle qui porte l'étiquette 3 m. (pont de Martinvast). — Immédiatement à côté d'elle vient 6 D. (Ponceau, près la maison). L'eau marqué 5 H. (Fauconnière filtrée, contient un bon nombre de microbes ; il en est de même de l'eau 7 O. (Ponceau, petit chemin). Quant à l'eau marquée 4 E (Fauconnière non filtrée), elle m'a paru renfermer beaucoup plus de microbes que les autres eaux. »

M. Vaillard (Val-de-Grâce).
Dosage quantitatif des germes :

1 P. Pont de Martinvast : 278400 germes par centimètres cube.

2 V. Prise d'eau de la ville, non-filtrée : 350.000 germes par centimètre cube.

3 F. Prise d'eau de la ville, filtrée : 600.000 germes par centimètre cube ; il y a ici erreur de flacon probablement.

Pour les échantillons 4 R. 5 S. il a été impossible d'exprimer en chiffres la proportion des germes qu'ils récelaient en raison de ce fait que dès le 2ᵐᵉ jour la gélatine sur laquelle la numération était effectuée se trouvait entièrement liquéfiée par des organismes fluidifiant ce milieu avec rapidité. Toutefois il a paru que le nombre des colonies y était sensiblement moindre que dans les échantillons précédents.

4 R. Ponceau, près la maison.

5 S. Ponceau près du petit chemin.

Quoiqu'il en soit, les renseignements fournis par le dosage bactériniétrique bien qu'ils n'aient pas une valeur absolue, suffisent déjà à établir combien ces eaux sont riches en microbes et par suite accessibles aux souillures de toutes sortes. Il ne sera pas inutile d'ajouter que la gélatine liquéfiée par certaines bactéries dans ces premiers essais avait pris une teinte verdâtre et répandait une odeur infecte, putride, parfois fécaloïde.

Dans aucun des échantillons il n'a été constaté de colonies appartenant au bacille typhique.

En résumé, les échantillons analysés sont excessivement riches en microbes, parmi lesquels abondent les bacteries de la putréfaction. L'échantillon 5 S. contient en outre une bactérie commune dans les matières fécales. — Les unes et les autres eu égard à des constatations faites paraissent indiquer des eaux peu appropriées aux usages alimentaires.

M. Gosselin, de Caen :

Les échantillons marqués 2 R. Ponceau.
12 A. E. Pont de Martinvast.
11 A D. St-Christophe du Foc.
6 F. Divette, prise d'eau de la marine.
7 I. Divette, prise d'eau de la ville.
renferment des bacilles typhiques en assez grand nombre.

Quant aux échantilllons 3 V. Fontaine Rose.
5 C. Source de la Divette.
8 L. Divette, fontaine place d'Armes.
4 V. Etang de la Ronde.
1 O Chambre de captation de la Polle.

J'ai fait vingt ensemencements différents, sans obtenir de colonie typhique.

Grâce à l'obligeance de M. l'ingénieur des Travaux Hydrauliques j'ai pu également me procurer des analyses faites en 1886, et en 1887, par M. Léonard, pharmacien principal de la marine, analyse prescrite par une Commission désignée à cet effet par M. le ministre de la marine. — Voici les résultats intéressants de cette analyse. — Elle est complète au point de vue chimique. Quant à la partie bactériologique elle est à peu près nulle. Cependant les matières organiques y sont déterminées en bloc, et leur évaluation apporte en somme un élément de plus à l'étude de ces eaux.

On a procédé d'une façon scrupuleusement identique sur les divers échantillons.

1° Fourches : Degré *hydrotimétrique* moyenne 19.

Matières organique 0 gr. 025 par litre.

} sur **3** échantillons.

(annotation marginale : 4 *Matières organiques :* 0,017 *)*

2° Fontaine Rose : Degré hydrotimétrique : 30.

3° Divette : *Réservoir de l'Arsenal*. Eau trouble, jaunâtre. Elle se clarifie par le repos, mais conserve toujours une teinte ambrée. C'est l'eau la plus teintée de tous les échantillons puisés dans la Divette.

Degré hydrotimétrique : 6, 2.

Matières organiques : 0, 067.

4° Divette. (Canal de captation de Quincampoix). Eau trouble, s'éclaircissant rapidement par le repos, mais restant toujours légèrement teintée de jaune.

Degré hydrotimétrique : 6 5.

Débris minéraux et petits végétaux assez nombreux.

Matières organiques : 0, 0475.

5° Divette. Prise dans le canal d'arrivée au réservoir du Cauchin. — Trouble comme la précédente.

Degré hydrotimétrique : 6, 5.

Matières organiques : 0, 050.

6° Divette. — Réservoir du Cauchin au moment de la sortie dans le canal qui amène les eaux à l'Arsenal.

Degré hydrotimétrique : 6, 5.

Matières organiques : 0, 047.

Les eaux de la Divette sont donc reconnues ici comme infiniment plus chargées de matières organiques que celles des Fourches et de la Fontaine Rose.

Enfin, Messieurs, pour donner encore plus de poids à mon rapport, j'ai écrit moi-même à M. Chantemesse en lui demandant son avis formel sur la question.

Voici ce qu'il m'a répondu, (7 mai).

« Je ne puis vous dire bien entendu que mes réponses contiennent toute la vérité et qu'il n'y aura jamais par les progrès de la science des modifications à y apporter. Je crois cependant qu'il y a dès aujourd'hui un certain nombre de faits bien établis au sujet de l'étiologie de la fièvre typhoïde ».

1° C'est bien le bacille tydhique qui est la cause de la fièvre typhoïde ; car on le trouve dans tous les cadavres de typhiques et jusqu'ici on ne l'a jamais trouvé dans une autre maladie.

2° Le bacille typhique peut exister dans une eau potable sans que l'analyse bactériologique permette toujours de le découvrir. En effet nos méthodes de recherche sont encore si difficiles, et si incomplètes qu'on ne peut assurer qu'on a examiné la *totalité* des germes contenus dans l'eau. On peut dire qu'il faut une longue analyse et un peu de faveur du hasard pour trouver des germes typhiques dans l'eau. De plus ces germes peuvent exister dans l'eau pendant quelques jours, et quelques semaines puis disparaître, soit parcequ'ils ont été détruits par d'autres microbes de l'eau.

3° Quand des eaux sont souillées par des germes habitant des matières fécales, il ne faut pas hésiter à y remédier. Le mieux est de ne plus utiliser cette eau suspecte.

4° Quant aux émanations sortant des bouches d'égoût il n'existe pas jusqu'ici de constatation scientifique démontrant que ces émanations emportent des germes typhiques. — Cependant des villes qui ont amélioré la canalisation des égoûts ont vu diminuer la morbidité typhique. Il est vrai que pour beaucoup de ces villes (Munich, Francfort) à l'amélioration de la canalisation des égoûts, on a ajouté l'apport d'eau pure. Enfin, Vienne a vu presque totalement disparaître la fièvre typhoïde, sans faire autre chose que d'amener l'eau pure du Simplon.

Nous sommes donc, Messieurs, dès maintenant en mesure de traiter définitivement cette grosse question des eaux et de la fièvre typhoïde. — Pour moi, la question est résolue au point de vue scientifique, et je crois pouvoir vous le démontrer. Mais j'ai besoin de toute votre attention, et je vous prie de vouloir bien me l'accorder. La question est ardue, aride peut-être, dans tous les cas, assez longue à développer ; mais elle est d'une importance telle que vous voudrez bien me permettre d'y consacrer le temps nécessaire pour la traiter à peu près complètement. Il est effet besoin pour vous éclairer à ce sujet de vous faire passer par plusieurs étapes, étapes presque toujours fatales dans les grandes découvertes. Avant de découvrir le bacille la science a cherché, a tatonné longtemps et ce n'est en définitive que depuis deux ans qu'elle est en possession de cette donnée bien établie, d'une base certaine qui permettra d'élucider les diverses questions se rattachant à l'étiologie de cette funeste maladie.

Je ne voudrais pas remonter trop loin, et ne vous parlerai pas de l'époque où la fièvre typhoïde, comme maladie classée, était encore dans les limbes et confondue avec le typhus. Une étude dans ce sens eut pu être intéressante au point de vue historique et cela d'autant plus que la prise d'eau de la marine date de 1789. Quel a été le motif de l'installation de cette prise d'eau ? Y a-t-il eu à cette époque quelque calamité publique qui en ait déterminé la construction. — Je n'ai pu trouver qu'un seul document se rapportant à cette époque, il m'a été fourni par M. Amiot, bibliothécaire-archiviste de la ville. En voici un extrait :

Rapport de M. Pitron, ingénieur en chef des Ponts-et-Chaussées sur la requête présentée par les habitants de la rue du Faubourg. (1789).

« Depuis que l'on a détourné la rivière Divette, pour la faire affluer à la mer par la retenue de l'Est, l'espace qu'elle arrosait et à travers lequel elle avait un cours continuel qui s'opposait à la corruption, est devenu un cloaque infect d'où il émane des vapeurs qui portent dans le faubourg les maladies les plus désastreuses. Cet espace est le réceptacle des eaux de la côte de la Fauconnière, et de toutes celles de la ville qui charroyent avec elles les immondices des rues. La mer qui y montait deux fois par jour emportait ces immondices et l'on ne s'apercevait pas à beaucoup près de la dengereuse influence qu'on remarque aujourd'hui

A présent au contraire l'eau qui arrive est trop peu abondante pour balayer en quelque façon ces im. ondices qui séjournent et ne sont point recouvertes comme antécédemment par l'eeu de la rivière. L'intérêt général sollicite que l'on apporte un prompt remède aux malheurs sans nombre qui résultent de ce foyer de eorruption. Le faubourg est rempli de maladie qui ne sont attribuées par les médecins qu'à la présence de ce principe. »

Il est probable, MM., que ces maladies qui devaient être la fièvre typhoïde, étaient le résultat de filtration de ces matières organiques en décomposition, qui allaient contaminer les eaux de puits. — Mais je n'insiste pas sur cette période et je passe au moment où la question a été posée sur son véritable terrain. — C'est à la suite d'épidémies locales consta-tées et étudiées en France et en Angleterre surtout, que cette question a été traitée. Un de nos maîtres M. Gueneau de Mussy, lors d'une épidémie qui ravageait l'Irlande fut envoyé dans cette contrée en 1847. Il s'agissait alors de bien déterminer la fièvre typhoïde que l'on confondait avec le typhus. M. Gueneau de Massy, en est revenu avec la certitude que c'était bien la fièvre typhoïde, qui sévissait en Irlande. Dans les années suivantes, plusieurs épidémies locales ou localisées dans de grands centres ont permis de pousser plus loin les investigations, et de dégager certaines données qui permettaient déjà de tirer quelques conclusions au point de vue étologique. Je vais vous en citer quelques unes.

« En 1838. = Epidémie qui ravagea la commune de Prade dans l'Ariège. Sur 750 habitants 310 furent atteints et 95 périrent.
La cause fut attribuée à une cause stagnante qui recevait les débris d'animaux morts et les vidanges du district. »

Epidémie de Windsor en 1858. — Etudiée par Simon et Murchison. 440 habitants, le 20ᵉ de la population, furent atteints. La maladie fut circonscrite dans le quartier où les maisons avaient des water-closets communiquant avec les égouts collecteurs. Une dérivation de la Tamise et l'eau des fontaines artificielles balayaient habituellement ces égouts. Mais à la suite d'une sécheresse excessive, les fontaines s'étaient taries et le niveau de la Tamise avait baissé De là, stagnation du liquide des égouts et exhalaison dans les maisons. Le quartier le plus pauvre fut à peu près épargné parce que les cabinets d'aisances y étaient placés en dehors des maisons.

Epidémie sévissant à Londres dans les quartiers les plus salubres, Grosvessor et Covendish squares. — On découvre que toutes les personnes atteintes par la fièvre buvaient du lait provenant de la même laiterie et que les maisons dans lesquelles on ne buvait pas de ce lait étaient épargnées. A la suite d'une enquête on découvrit qu'on se servait dans la ferme qui le fournissait, pour laver les pots destinés à le contenir, de l'eau d'un puits qui recevait des infiltrations de vidanges. Dès qu'on eut cessé de faire usage de ce lait, l'épidémie s'arrêta.

Maladie du Prince de Galles produite par la même cause. - Quelque temps avant son arrivée au château on avait réparé les fosses d'aisances et remué leur contenu. Dans ces fosses aboutissait le tuyau d'un water-closet placé dans l'appartement du prince. Cet appartement avait été avant son arrivée, occupé par lord C... qui succomba à la fièvre typhoïde, plusieurs gens de la maison furent atteints.

Epidémie de Bruxelles (1868-1869). — Produites par des exhalaisons et les infiltrations de vidanges.

Ainsi à Genève, à Courbevoie et Vincennes, toujours par les matières de vidanges.

Epidémie de Croyton. — Le docteur Carpenter avait remarqué que les épidémies de fièvre typhoïde, coincidaient avec des intermitences dans le service des eaux. Il indiquait aussi la communication directe des conduites d'eau dans un certain nombre de maisons, avec la cuvette des fosses d'aisances. Sa voix s'est brisée contre la routine administrative. Au mois de Mars 1875, l'administration municipale décida que pour faciliter des travaux de réparation, la circulation des eaux serait interrompue 6 heures par jour. Le docteur Carpenter proteste ; il fait voir combien sont grands les dangers d'une diminution de pression dans l'intérieur des tuyaux pouvant ainsi permettre l'infiltration des matières putrides, et il prédit l'imminence d'une épidémie de fièvre typhoïde. On ne l'écoute pas — 15 jours après il y eut 400 cas de fièvre typhoïde, il renouvelle ses remontrances, on l'accable d'injures, mais le courageux médecin s'adressa à un tribunal d'appel, à la Presse, à l'opinion publique et finit par avoir gain de cause. L'épidémie s'arrêta rapidement, après la promulgation de réglements destinés à mettre les eaux potables à l'abri des infiltrations des égouts et des fosses d'aisances.

A la suite de ces communications l'Académie de Médecine mit la question à l'ordre du jour, et en 1877 lui a consacré un grand nombre de séances. Gueneau de Mussy, Bouchardat, Colin, J. Guerin, Jaccoud et bien d'autres prirent part à la discussion. Je ne vous en lirai pas le compte-rendu, ce serait trop long. Je vous citerai seulement quelques extraits du discours de M. Jaccond.

« L'origine fécale de la fièvre typhoïde est maintenant au nombre des vérités la mieux établie. Pour la rejeter il faudrait ou ignorer les faits nombreux sur lesquels elle repose ou la nier de parti-pris. »

M. Jaconde a recueilli 136 faits dans un intervalle de 10 ans en Saxe, en Belgique, en Allemagne, dans le Danemark, etc...

Dans un village de la Saxe où depuis de longues années on n'avait pas vu de fièvre typhoïde, éclate une épidémie en juillet 1868. Pas une maison n'y échappe. Les maisons y sont très-basses et auprès de chacune d'elles existait un tas de fumier et une fosse d'aisances. Les chaleurs de l'été qui furent excessives portèrent à leur maximum d'intensité les émanations des tas de fumier et des fosses d'aisances.

Dans un village de Norwège qui possède 7 fontaines et 44 maisons, et où la fièvre typhoïde était inconnue, éclata en 1870 une épidémie. L'enquête établit que sur les 7 fontaines, 5 avaient été infectées par les matières fécales. Sur 294 habitants buvant de l'eau de ces fontaines, il y eut 121 cas de fièvre typhoïde.

Dans un asile de bienfaisance des environs de Wall, une épidémie éclata en 1870. — L'enquête démontra qu'elle était due à l'altération de l'eau, altération appreciable au microscope, qui y fit découvrir des quantités de bacteries et de vibrions.

Enfin, dans un autre village, en 1871, il y eut 134 victimes, et l'enquête montra qu'elle était due à la souillure de l'eau d'un ruisseau qui servait de déversoir à toutes les maisons du village. La correction de cette disposition vicieuse supprima l'épidémie.

A cette époque déjà (1877), M. Jules Guérin avait inoculé des matières alvinées de typhiques à différents animaux et voici ses conclusions :

1° Les matières fécales des typhiques renferment dès leur sortie de l'économie, un principe toxique susceptible de donner la mort à une classe d'animaux dans un temps qui varie de quelques heures à quelques jours.

2° Cette propriété des matières fécales s'étend aux autres produits excrémentitiels des typhiques.

3° Ces mêmes matières, après plusieurs mois, conservent en grande partie la propriété toxique qu'elles ont à la sortie de l'économie.

4° Enfin les matières fécales de sujets sains ou atteints d'autres maladies ne possèdent pas le principe toxique que renferment les produits excrémentitiels des typhiques.

En résumé, voici à peu près les conclusions qu'on peu tirer des dicussions académiques qui eurent lieu à cette époque.

La fièvre typhoïde est occasionnée par les eaux souillées de matières fécales, par les émanations des égouts, des fosses d'aisances. par les miasmes infectueux qui se dégagent dans les grandes agglomérations d'individus. C'est un poison humain qui se développe et se propage dans les casernes, les prisons, les navires, en un mot dans toutes les conditions d'encombrement, dans les fouilles, dans les grands remuements de terres.

On admet aussi la contagion directe par les malades, les linges de service, etc ..

D'un autre côté, on tient grand compte de la receptivité particulière des individus, et l'on reconnaît unanimement que ce sont les hommes jeunes de 15 à 25 ans, qui paient le plus large tribut à cette affection.

Les études se poursuivent de plus en plus, en France, en Angleterre, en Allemagne, en Italie, en Amérique, mais les grandes discussions académiques restent à peu près muettes à ce sujet pendant quelques années, et ce n'est qu'en 1882, que lors d'une épidémie à Paris, la question revient à l'ordre du jour de l'Académie.

Ici nous touchons presque à la découverte du bacille. Je vais tout à l'heure vous donner quelques extraits du compte-rendu des séances de l'Académie. Cette fois, la doctrine microbienne entre fortement en jeu. MM. Pasteur, Colin, Petit, Germain Sée, Marjolin, Rochard, Jaccoud, etc... apportent leur contingent de preuves à l'appui des opinions qu'ils soutiennent. M. Pasteur n'a pas encore découvert le microbe de la fièvre typhoïde, mais il faut s'attendre à le voir décou-

vrir d'un jour à l'autre. On cite le professeur Tizoni,
de Catane (Sicile), qui en 188 1 semble l'avoir découvert,
l'avoir cultivé, inoculé aux animaux. Ce professeur,
tout en ne décrivant pas ce microbe, inocule du virus
typhique, produit la fièvre typhoïde et déclare franche-
ment la fièvre typhoïde maladie parasitaire.

Au congrès international de Genève, M. Arnould,
professeur à la faculté de Lille, expose qu'il est d'avis
que la fièvre typhoïde est une maladie parasitaire,
qu'il est rationnel de l'affirmer mais que cependant
avant de se prononcer définitivement il faut attendre
que les expérimentateurs se soient mis d'accord sur
la nature du parasite typhogène, de ses milieux de
conservation, et au besoin de la reproduction de ce
parasite. Il conclut que c'est la maladie de notre siècle,
et après avoir incriminé le sol, l'air, l'eau, l'homme
lui-même, il accuse aussi certains aliments et particulièrement le lait. Le docteur de Cerenville, de Lau-
zanne, signale la propagation de la fièvre typhoïde,
soit sur le trajet d'un égout mal entretenu, soit à la
suite d'une pollution accidentelle des eaux potables.
Enfin, M. Duplessis, vétérinaire, de Paris, en rappelant
la découverte du microbe de la fièvre typhoïde du
cheval, a déclaré qu'on pouvait espérer légitimement
la découverte du microbe de la fièvre typhoïde de
l'homme. Il ne faut pas oublier cependant que M. Pasteur lui-même, examinant aussitôt après la mort le
sang de 8 typhiques, n'a pu constater lui-même l'existence d'un microbe spécial. J'ajouterai que aujourd'hui
même, on ne l'a pas encore découvert dans le sang.

A l'Académie de médecine, M. Léon Le Fort signale
une disposition donnée par la ville de Paris aux conduites d'eaux pluviales et ménagères. Elle force les
propriétaires à construire pour chaque maison, des
branchements d'égoût communiquant avec l'égoût
principal de la rue et elle oblige les propriétaires à
faire aboutir directement à leurs branchements les
conduites d'eaux pluviales et ménagères qui dès lors
ne coulent plus au ruisseau. Il en résulte que dans ces
maisons la conduite d'eaux pluviales qui longe la
façade, forme une sorte de cheminée d'appel d'autant
plus puissante qu'elle mesure la hauteur de 5 ou 6
étages. Or, l'été, lorsque le soleil donne sur la façade
et sur les tuyaux de conduite, l'air de ce tuyau en
s'échauffant, aspire puissamment l'air de l'égoût et le
jette dans l'atmosphère des appartements, et cela
d'autant plus que la circulation de l'eau dans les égoûts
est alors fortement diminuée.

M. Guéneau de Mussy s'appuyant sur ce qu'il est à peu près reconnu que l'eau potable souillée de matières fécales est un des plus puissants véhicules de la fièvre typhoïde, déclare qu'à plus forte raison ces eaux doivent être plus funestes, si elles contiennent les déjections des typhiques. A ce point de vue, il désigne particulièrement le canal de l'Ourcq, qui est encore à l'heure actuelle dit-il, la provenance qui fournit la proportion la plus considérable de l'eau distribuée aux Parisiens. — Rapprochant le rapport de M. Lancereaux sur les épidémies en 1879, des statistiques de M. Bertillon, il montre que le 18ᵉ arrondissement le plus immédiatement en rapport avec le canal de l'Ourcq a été le plus frappé. Or cette eau reçoit les souillures des déjections de ses habitants, les détritus organiques de toute sorte qu'on y jette.

Sur les 380,000 mètres cubes d'eau distribués dans Paris, l'Ourcq en fournit 105,000, plus d'un quart.

M. Lancereaux : Ecartant les autres causes dites banales, dit-il, deux hypothèses s'imposent forcément, la transmission par l'air et par l'eau. Nous sommes destinés, dit-il, à voir la fièvre typhoïde exercer ses ravages pendant longtemps encore, si nous n'avons recours qu'aux moyens thérapeutiques.

C'est à la prophylaxie qu'il faut s'adresser. La poursuite de l'agent morbigène dans l'air offrant de grandes difficultés, recherchons-le d'abord dans l'eau qui en est d'ailleurs la cause la plus vraisemblable.

M. Germain Sée : Je ne le cite que parce qu'il parle le premier du bacille d'Eberth. Il s'occupe principalement du traitement de la maladie.

Je cite M. Rochard parce que d'abord son travail est très-instructif et qu'un de nos confrères, M. Collignon, en a déjà dit quelques mots.

Pour montrer toute l'impotarnce de cette question, M. Rochard cite les chiffres suivants.

En 1882, il y a eu dans la ville de Paris, 3,276 décès par fièvre typhoïde. — La mortalité générale a été de 59,674 en 82 et de 56,820 en 81. La mortalité est donc à Paris de 26,55 pour 1,000, il y a dix ans elle oscillait entre 21 et 23, elle va sans cesse en augmentant.

Sur les 3,276 décès par fièvre typhoïde, 1,449 appartiennent aux hôpitaux et 1,829 à la ville même.

En adoptant donc pour la ville une moyenne de mortalité égale à celle des hôpitaux, on trouve un chiffre de 11,830 malades probables. En cela même, M. Rochard reste au-dessous de la vérité. Le séjour à l'hôpital des malades qui y ont été traités représente 240,083 journées, à 3 fr. 60. Total, 744,257 30. Si l'on ajoute à cette somme 1 million 187,120 fr. pour les journées perdues durant la convalescence des malades gueris (ce qui n'évalue qu'à 2 fr. le prix d'une journée de travail), on trouve pour les malades traités dans les hôpitaux une dépense totale de 1,871,570 fr.

Par un calcul analogue, on arrive à un total de 4,231,727 fr. pour les malades traités en ville et guéris. — Reste à évaluer le prix des morts. — M. Rochard proteste contre toute interprétation malveillante de sa pensée. — Les hommes, dit-il, ont une valeur, puisqu'on peut assurer cette valeur. D'ailleurs ils n'arrivent pas à l'âge du travail, sans avoir coûté beaucoup de frais de nourriture, d'entretien, d'éducation. — Cette valeur représente une moyenne de 12,000 fr. par tête pour un adulte de 20 ans. — En évaluant le prix de chaque individu à un capital de 6,000 fr. seulement, on trouve pour les morts de l'année 1882 un capital perdu de 19,656,000 fr. qui ajouté aux frais de maladie forme un total de 23,487,727 fr. pour cette année, et pour la ville de Paris seulement.

Or ce n'est pas tout — dit-il. — En même temps que la mortalité par la fièvre typhoïde, celle produite par l'ensemble de toutes les maladies s'est accrue proportionnellement. On peut la diminuer aussi proportionnellement par les mesures d'hygiène que l'on prendrait à l'occasion de la fièvre typhoïde. Supposons qu'on la ramène seulement à la proportion qu'elle avait il y a dix ans. — Ce serait par an 11,182 décès de moins, représentant une valeur de 67,092 000 fr. par an.

Diminuons même ce chifre de moitié, il resterait encore 33,545,000 que l'on pourrait économiser par an, c'est-à-dire un capital de 670 millions 920.000 fr. rien que pour la ville de Paris.

M. Vulpian croit à la spécificité de la fièvre typhoïde, due à un agent pyrétogène spécifique.

M. Bouley fait également un grand discours sur la théorie microbienne et défend avec énergie les travaux de Pasteur.

M. Rochard revient à la charge et dit : Tout le monde est d'accord pour reconnaitre la fâcheuse influence de l'encombrement, de l'insalubrité du logement, de la contamination des eaux potables par les matières fécales. Il réclame des mesures contre ces diverses causes et particulièrement demande à ce qu'on fournisse aux Parisiens des eaux qui ne soient pas empoisonnées par des matières fécales.

M. Jules Guérin est d'avis que le poison typhique emmagasiné dans les mat ères stercorales, peut s'en dégager, et prendre toutes les voies de transmission possible.

Je terminerai cet aperçu sur les discussions qui ont eu lieu en 1882 par deux faits qui ont à mon sens une grande valeur.

Epidémie de l'Ile d'Oléron. — Le docteur Pineau raconte qu'un employé de chemin de fer arrive de Paris; il a la fièvre typhoïde quelque temps après beaucoup de cas se déclarent dans l'île, dans un rayon peu éloigné de l'habitation du premier malade. Les personnes atteintes buvaient de l'eau de puits très voisine de cette maison, ou du puits de la maison même. — Dans les autres parties de l'île il n'y eut pas de fièvre typhoïde.

L'autre fait est le rapport qui a été fait sur le corps d'Armée de Tunisie. Dans ce rapport on trouve que sur 20,000 hommes, il y a eu 2,400 victimes jeunes recrues.

Sur 4200 typhiques déclarés, 2,000 n'avaient pas plus de 7 mois de service. Là encore, tout en parlant d'autres causes, telles que fatigues, réceptivité particulière du jeune âge, démoralisation, chaleurs très fortes, etc. on a fortement incriminé les eaux de boisson.— Elles étaient, dit le rapport, de très mauvaise qualité, extraites de puits sans profondeur, et surchargées de matières organiques.

De toutes ces discussions, Messieurs, il résulte que l'Etiologie de la fièvre typhoide tend à se restreindre, l'infection par les eaux souillées, tend à prédominer, les émanations des égoûts, les miasmes sont encores incriminés, mais les causes banales telles que encombrement, fatigues, privations diverses, sont de plus en plus éliminées. On n'en tient compte que comme d'un élément de receptivité particulière pour les individus qui se trouvent dans ces mauvaises conditions. — C'est à peu près définitivement la contagion qui reste maitresse du terrain. — Maintenant est-ce par l'eau seule ou par l'air et par l'eau ?

Nous arrivons ainsi à la découverte du bacille et dès lors la question paraît résolue.

Eberth a découvert ce bacille dans les matières fécales des typhiques. — Cultivé et bien étudié par Gaffky il est considéré aujourd'hui comme le microbe pathogène de la fièvre typhoïde. MM. Chantemesse et Widal l'ont trouvé dans un grand nombre d'analyses entre autres dans celles faites à l'occasion des épidémies de Pierrefonds, Clermond-Ferrand, etc.

Ils l'ont extrait directement de la rate des typhiques,

en ponctionnant cet organe sans inconvénient aucun. Ils l'ont trouvé et *toujours le même* dans plusieurs secrétions de typhiques. Je ne crois mieux faire pour édifier au sujet de la science actuelle, qu'en vous communiquant des extraits : 1º du discours de M. Brouardel, doyen de la faculté de Médecine de Paris, au congrès de Vienne, septembre 1887 et 2º du *Journal officiel* de 1889, -- travaux annexés à ceux de la Chambre des députés. — Discours de M. Brouardel ;

Propagation de la fièvre typhoïde par l'eau

« Tant que les médecins n'apportèrent comme preuve que des faits analogues à ceux-ci : Un individu atteint de fièvre typhoïde arrive dans une ville ou un village alors indemne de toute maladie épidémique, les déjections sont jetées dans une fosse qui communique avec le puits, les linges souillés sont blanchis dans un lavoir dont l'eau est ensuite utilisée pour la boisson, et beaucoup d'autres observations presque identiques, la genèse de l'épidémie fut contestée. — Beaucoup ne voulurent voir qu'une simple coïncidence, mais se refusèrent à y voir une preuve de ce mode d'infection. Pourtant les coïncidences se multiplièrent singulièrement, (je possède actuellement plus de 60 relations d'épidémies attribuées à l'usage de l'eau polluée), quelques épidémies restaient inexpliquées si on récusait ce mode de transmission ; les adversaires ne se rendaient pas. — Il a fallu que la technique bactériologique se perfectionnât au point d'apporter la preuve figurée de l'agent propagateur, pour que le groupe des incrédules subit une énorme réduction ; je crois que dans peu d'années leur nombre sera insignifiant

Mais avant de vous fournir cette preuve, je voudrais placer sous vos yeux quelques tableaux mettant en évidence cette influence de l'eau souillée. M. Brouardel expose alors l'épidémie de Genève en 1884. — Par les soins de M. Dunant, chaque confrère reçut directement un carnet sur lequel il inscrivait le domicile du malade, la date du début de la maladie, et sa cause probable, tous ont répondu.

La ville de Genève ayant résolu d'utiliser la force motrice du Rhône, il fut décidé que le bras gauche du Rhône serait mis à sec au mois de mars 1884. — Pour cela on établit un barrage en amont du pont de la Machine, — les prises d'eau de la machine hydraulique furent déplacées. — Dès les premiers jours de février l'eau du lac après avoir touché le quai de la rive gauche fut donc refoulée par le barrage vers les nouvelles bouches.

Malheureusement le 28 janvier, on dragua le port des eaux vives, dans lequel débouchent plusieurs égoûts, dix-huit ou vingt jours après l'épidémie éclata, le dragage cessa le 4 Mars ; l'épidémie commença à décroître 15 jours plus tard. Or on sait que la période d'incubation de la fièvre typhoïde est de 12 à 16 jours environ. Dans les derniers mois de 1883 il y avait eu dans le quartier des Eaux-Vives au moins 7 cas de fièvre typhoïdes, dans les maisons reliées à l'égoût. La preuve expérimentale de la souillure de cette eau fut fournie par des analyses chimiques faites par M.

Ador, et microbiologiques par MM. Fol et Dunant, mais on n'y découvrit pas le bacille d'Eberth et Gafflky. »

(J'insiste en passant sur cette particularité, qui offre un rapport évident avec l'analyse biologique de la Divette faite par MM. Chantemesse et Vaillard, — qui n'y ont pas non plus découvert le bacille, quoiqu'ils admettent fort bien son existence dans cette eau).

« Le 30 août une conduite unique fut placée dans le lac et servit seule à l'alimentation de la machine hydraulique ; 18 jours plus tard l'épidémie s'éteignait ; il n'y avait plus que quelques cas secondaires. »

Les recrudescences et les atténuations de l'épidémie varient avec les circonstances qui favorisent ou diminuent la pollution de l'eau distribuée en ville. L'épidémie ne fait que de rares victimes là où l'eau ne pénètre pas et chez des personnes qui auraient bu de cette eau dans les quartiers atteints.

En septembre 1886, une épidémie de fièvre typhoïde éclata à Clermond-Ferrand. Dans un rayon de 2 ou 3 kilomètres. Clermond est entouré de plusieurs petites villes : Mont-Ferrand Royat, Chamalière. Une seule de ces villes subit une épidémie de fièvre typhoïde qui débute en même temps que celle de Clermont, offre le même temps d'arrêt, en octobre, reparaît plus violente en novembre et décembre, à Mont-Ferrand. Or, c'est Mont-Ferrand qui seule est alimentée par la même source que Clermont, Royat et Chamalière qui furent épargnées sont alimentées par d'autres sources.

A Clermont même un couvent possède une source spéciale ; toutes les personnes y demeurant sont indemnes, une seule est atteinte ; elle était allée passer une journée chez ses parents. Dix jours plus tard, elle était alitée.

Parlant ensuite de Paris, M. Brouardel s'exprime ainsi :

En 1886 on est obligé de suppléer à l'insuffisance des eaux de source vers le 20 Juillet. Pendant la semaine du 18 au 24 il entrait 40 personnes dans les hôpitaux. du 1er au 7 août 150. On cesse la distribution le 7 août. — Alors du 15 au 21, il n'entre plus dans les hopitaux que 80 malades.

En 1887, on distribue l'eau de rivière et l'on voit les admissions dans les hôpitaux pour fièvre tyhoïde s'élever progressivement jusqu'au moment où cesse cette distribution. On distribue de nouveau cette eau à partir du 12 juin, le chiffre des malades augmente aussitôt, et atteint dans la première semaine de septembre 154.

Au lieu de prendre l'ensemble de la population veut-on voir l'influence des eaux de distribution sur un groupe de population ayant la même habitude, la même vie ?

M. le docteur Regnier s'est chargé de fournir la preuve de cette influence. Les sapeurs-pompiers sont répartis à Paris dans diverses casernes, il a noté le nombre de cas de fièvre typhoïde en indiquant l'origine de l'eau d'alimentation.

On voit en 1882 une caserne neuve, bien construite comme celle |de Château-Landon donner un pourcentage de morbidité de 17 0/0 Les soldats buvaient de l'eau de la Marne non filtrée, à la caserne de Jean-Jacques-Rousseau, les pompiers buvaient de l'eau de Vanne, la morbidité fut de 7/10 pour cent.

En 1886, on a substitué à l'eau de la Marne dans la caserne de Château-Landon, de l'eau de la Dhuys ; la morbidité par fièvre typhoïde tombe à 3 0/0. Deux seules casernes payent encore un large tribut à la fièvre typhoïde : ce sont celles qui reçoivent de l'eau de Seine.

Il cite ensuite en passant les épidémies d'Auxerre, de Chaumont, de Pierrefonds, de Poigny. — Je demande, dit-il, s'il n'est pas permis de conclure de ces faits si nettement observés par des médecins placés vis-à-vis les uns des autres dans des conditions d'isolement, d'indépendance absolue, ne sont pas de nature, même en l'absence de toute autre preuve, à faire la conviction, et à faire admettre que l'eau a été dans ces cas, le véhicule de l'agent infectieux.

« Cette preuve du reste, nous la possédons, et, malgré certaines réserves faites, par des auteurs éminents, je la crois formelle. »

M. Brouardel s'occupe alors de l'analyse briologique qui a fait découvrir la bacille typhique.

Cinq ans seulement après qu'Eberth l'avait trouvé dans les organes en 1885, Pfeiffer parvint à l'isoler sur des plaques de gélatine, pendant une épidémie à Wiesbaden. Pourquoi 5 années de recherches pendant lesquelles les résultats furent négatifs ? Uniquement parce qu'il se trouvait une lacune dans la technique, parceque les selles contiennent un grand nombre de micro-organismes ayant la propriété de liquéfier la gélatine. Dès le 2_{me} ou 3_{me} jour, cette liquéfaction empêche de se livrer à la recherche des bacilles qui, comme celui de la fièvre typhoïde, ont une évolution lente.

Il suffit. en effet d'ajouter quelques gouttes d'acide phénique aux tubes de gélatine pour empêcher le développement des colonies des micro-organismes qui la liquéfient. Dès lors on peut attendre le développement plus lent des colonies de bacilles typhiques.

La présence de ce bacille a été constatée dans les diverses épidémies de Pierrefonds, Clermont-Ferrand, Wackeron etc. Il s'étend ensuite sur l'épidémie, localisée dans trois maisons à Pierrefonds, épidémie dont l'étude est irréprochable, et absolument probante.

M. Brouardel passe ensuite à la propagation par l'air. Il ne la nie pas, il en cite des exemples incontestables, en autre l'épidémie de Colchester, — qui eût lieu dans l'école des garçons. Sur 36 élèves 28 furent atteints. Les premiers cas les plus graves atteignirent les enfants qui occupaient dans la classe les bancs placés sur le trajet d'un courant d'air, lequel avait lieu entre l'égout ouvert dans le couloir, la porte et le feu qui à cette époque était allumé tout le jour. — L'égout fut fermé et la fièvre disparut promptement.

Il ajoute que MM. Chantemesse et Widal ont cherché à saisir dans l'atmosphère le bacille typhique, mais sans résultat, et aujourd'hui même comme le dit M. Chantemesse dans une lettre que je vous ai lue en commençant, la science n'y est pas encore parvenue. On a capté cependant très-facilement les micro-organismes d'origine fécale, mais pas le bacille typhique.

M. Brouardel conclut ainsi, je copie textuellement car c'est trop beau, pour y changer même une virgule.

« Les germes de la fièvre typhoïde ont pour véhicules l'eau l'air, les linges des malades et les mains de leurs gardes. Mais au point de vue du tribut que les populations payent à cette maladie, l'eau est le distributeur qui la porte 90 fois sur 100. Quand une source ou une fontaine est polluée par les bacilles typhiques, elle empoisonne une famille, s'il s'agit d'un puits; un groupe de maisons, quand il s'agit d'une source; une ville toute entière quand c'est la rivière ou une des sources canalisées qui a été infectée.

Or, en hygiène, heureusement, il nous est plus facile de placer l'eau d'une ville à l'abri de toute souillure que d'empêcher l'air de lécher une déjection immonde.

L'expérience nous a appris que ce sont les grandes villes dans lesquelles se perpétuent les épidémies de fièvre typhoïde, que c'est d'elles que rayonnent les transmissions de cette maladie.

Il peut être onéreux de capter une eau pure et de la distribuer à une population, mais cela est possible. N'a-t-on pas dit, répété, avec raison, que rien ne coûte cher comme une épidémie ? N'est-il pas vrai qu'une maladie qui tue mille, deux milles personnes tous les ans, frappe, au point de vue économique plus cruellement une population que l'impôt qui aurait permis d'épargner la vie de quelques milliers de citoyens fauchés de 15 à 25 ans, à l'âge où on a déjà beaucoup coûté et rien rapporté à sa patrie.

Il faut, si vous partagez ma conviction, que nous fassions dans tous les pays un effort énergique, que nous prêchions le bon combat, celui de la préservation de la vie humaine.

Nos preuves sont suffisantes Les pouvoirs publics ne demandent qu'à être convaincus. Ils hésitent parce qu'ils trouvent parmi les médecins des dissidents.

En est-il un parmi nous qui ose soutenir une opinion inverse et qui ait des convictions adverses assez vigoureuses pour dire : Non, l'eau dans laquelle on verse les déjections des typhiques ne donne pas la fièvre typhoïde. Que celui-là se lève et qu'il assume devant nos successeurs, devant ceux qui viendront demain, la responsabilité des morts que sa résistance aura entraînées. » Acclamations enthousiastes.

Ce discours comme je vous l'ai déjà dit, se prononçait en septembre 1887, au congrès de Vienne. Depuis, les études se sont poursuivies et je ne saurais mieux terminer qu'en vous lisant un compte-rendu du journal officiel de 1889.

« Le type le plus probant, le moins discuté des maladies transmises par l'eau de boisson est la fièvre typhoïde. Voici à ce propos la doctrine si vraie que M. Chamberland exposait récemment dans une très-intéressante conférence à Rouen.

Pour la fièvre thyphoïde et le choléra, il y a déjà longtemps qu'on a observé que ces maladies se transmettaient certainement car les eaux d'alimentation. Dans nombre d'épidémies par exemple, on avait pointé les maisons dans lesquelles on avait observé des pas, et, en comparant le graphique avec une carte de distribution des eaux, on avait constaté que les personnes qui étaient atteintes étaient celles qui avaient bu de l'eau d'une même canalisation, ou qui avaient bu du lait additionné d'eau provenant d'un même endroit. — Eh bien, depuis que nous connaissons les microbes de la fièvre typhoïde et du choléra, on les a recherchés dans les eaux bues par les personnes malades, et on les y a trouvés. Et qu'on ne dise pas que cette contagion a pu s'effectuer par un autre moyen, par l'air par exemple. •

La science s'est en effet tellement modifiée sur ce point que l'on n'admet plus actuellement que le transport du germe morbide par l'air atmosphérique puisse s'effectuer au delà d'une distance de 8 à 10 mètres. Et encore cette faible distance est-elle révoquée en doute par quelques esprits des plus distingués. J'avoue continue M. Chamberland, que je ne comprends pas très bien des germes qui flottent dans l'air et qui ne se répandent pas à une distance de plus de quelques mètres Seraient-ce les corps légers qui emportent avec eux dans un petit rayon les germes de la maladie? Serait-ce encore parce que au delà d'un rayon de quelques mètres, les germes arrivent à être tellement disséminés qu'ils n'ont pas d'action? Tout cela est possible, mais je croirais volontiers que si la maladie parait se transmettre dans un petit rayon, cela tient plûtôt à ce que il y a là des contacts nombreux et inévitables entre les personnes de toutes sortes qui soignent les malades, et les personnes qui habitent dans ce rayon. Ce serait encore de la contagion directe.

« Quoiqu'il en soit, je pense qu'en voilà assez pour vous démontrer que ce que nous avons surtout à redouter c'est la contagion directe, et la contagion par les aliments et en particulier par l'eau. L'air s'il joue un rôle, ne joue qu'un rôle absolument secondaire et je me demande si cette hypothèse de l'influence de l'air n'est pas simplement destinée à masquer notre ignorance. »

Cette maladie microbienne par excellence joue un rôle social malheureusement très important, d'autant plus redoutable dans ses conséquences qu'il n'a pas jusqu'à présent suffisamment frappé l'attention publique. On ne veut pas se faire à l'idée de son importation par les eaux. On s'endort dans la trompeuse et inerte croyance de son développement spontané. Rien n'est plus faux cependant. On le sait. Mais on est habitué à la voir à chaque instant, et on la subit comme une sorte de fatalité, comme si elle était un mal nécessaire.

Elle atteint surtout les jeunes gens, chez les personnes qui ont dépassé 35 ans elle est presque toujours mortelle.

La vigilance des pouvoirs publics, l'hygiène officielle ne saurait trop conentrer leurs efforts pour la combattre.

Veut-on serrer la question de plus près. Comparons d'abord entre elles les sommes de décès que fournissent en temps de paix trois grandes armées européennes.

Dans *l'Armée Anglaise* la mortalité par fièvre typhoïde est de 19 pour 100.000 présents.

Armée Allemande 84 id.
Armée Française 378 id.

Si notre mortalité n'était pas plus élevée que celle de l'Allemagne, nous économiserions chaque année plus de 1.300 soldats, qui représentent une moyenne de 13.000 malades par an.

Si maintenant on compare cette mortalité dans les armées à la mortalité dans leurs pays respectifs nous arrivons à des constatations tout aussi tristes.

Des tableaux publiés par Bertillon il résulte que *l'Allemagne* perd tous les ans en décès par fièvre typhoïde 20,5 par 100.000 habitants

L'Angleterre 26,7 id.
La France 83,3 id.

La France s'est donc laissée devancer de beaucoup dans l'amélioration hygiénique par ses deux rivales, et ce sont pourtant les savants français qui ont posé *les premiers* les bases de la science de l'hygiène, notamment en ce qui concerne les eaux d'alimentation et lui ont fait faire les plus grands progrès.

A Paris la mortalité par fièvre typhoïde a été dans la période de 1865 à 1867, de 54 pour 100.000 habitants, et dans la période de 1875 à 1883, de 89. A ce sujet, et pour terminer je vais vous faire voir ce que l'on a fait à l'étranger, et vais vous lire leur extrait de la Gazette hebdomadaire de médecine et de chirurgie (13 janvier 1888) Une étude considérable a été faite à Vienne par M. Mosmy, d'après des documents publiés par M. Drasche et un grand nombre de recherches personnelles à l'auteur.

La fièvre typhoïde, comme autrefois à Vienne, y est aujourd'hui d'une rareté telle (0,11, pour 1.000 habitants), que l'on place dans les hôpitaux des pancartes spéciales sur les lits de ceux qui en sont atteints afin de les signaler tout particulièrement à l'attention des étudiants. Depuis 1884 on n'y emploie que d'excellente eau de source pour tous les usages publics et privés, sauf dans quelques maisons qui se servent d'eau de puits. Or. depuis 1852, la mortalité a présenté deux chutes brusques : 1° l'une en 1859 à la suite de travaux exécutés aux égouts, 2° l'autre en 1874 à la suite de l'adduction des eaux de source. La mortalité est descendue d'environ 2 pour 1.000 habitants à 1, 2 en 1859, et à 0,1 pour 1000 en 1874, — autre fait non moins intéressant : en 1877, il y eut une épidémie à la suite de la substitution partielle des eaux du Danube aux eaux de source dans certains quartiers ; cette épidémie se localisa aux arrondissements qui étaient seuls pourvus des eaux du Danube.

De toutes ces considérations il résulte qu'on peut considérer comme acquis dès maintenant à la science que l'infection tygphique se fait 90 fois sur 100 par les eaux de boisson, et que les 100/0 restants peuvent être mis sur le compte des émanations diverses des égouts, de la contagion directe par les malades eux-mêmes et les personnes de leur entourage, par les linges de service, etc......

J'ose espérer que votre édification sera complète à ce sujet quand je vous aurai exposé la question de la fièvre typhoïde à Cherbourg.

Depuis longtemps déjà on s'est occupé surtout dans la marine, de la cause des épidémies de fièvre typhoï-de si fréquentes dans notre port. Outre ces périodes d'épidémies, il ne faut pas oublier qu'il y a aussi la question d'endémie, et que la fièvre typhoïde est par-faitement implantée dans notre ville où elle fait cons-tamment d'assez nombreuses victimes. — On peut dire même que depuis une dizaine d'années le nombre des personnes atteintes va en augmentant. Si on ne consi-dérait que le nombre des décès il n'y aurait peut être pas lieu de s'alarmer outre mesure en ce qui concerne du moins la population civile. Mais l'à n'est pas seule-ment la question ! Tous les typhoïdiques ne meurent pas, et en ne considérant que ceux qui sont grave-ment atteints il faudrait encore décupler le chiffre des décès pour arriver à se rendre compte des cas de typhoïde grave qui sévissent à Cherbourg. Parmi ces derniers combien ne restent pas infirmes pour tou-jours. La fièvre typhoïde est une maladie qui peut atteindre tous les grands systèmes de l'organisme, et il peut en rester. il en reste souvent des traces indélébi-les et chacun de nous a vu des idiots, des sourds, des. paralytiques, etc., à la suite de cette maladie.

A côté de ces cas très graves, considérez les cas nombreux de fièvre muqueuse, d'embarras-gastrique fébriles dont vous entendez parler à chaque instant. Tout cela, comme le dit fort bien un de nos confrères militaires, M. le docteur Collignon, c'est de la fièvre typhoïde. Ce sont des cas légers sans doute, mais ils n'en sont pas moins produits par le germe typhique. C'est une affaire de dose plus ou moins forte, et d'un autre côté, c'est une résistance plus ou moins vigou-reuse de l'organisme, ou, si vous aimez mieux une ré-ceptivité plus ou moins grande du sujet. Eh bien, je ne crains pas de le dire, s'il était possible, et cela est, de faire une statistique complète des cas de fièvre typhoïde, muqueuse, et embarras-gastrique-fébriles, produits à Cherbourg chaque année, vous seriez effrayés du nombre de malades qui devraient figurer dans cette statistique. Grosso-modo, je crois qu'il n'est pas à Cherbourg une famille qui dans l'espace d'un certain nombre d'années, n'ait-vu un ou plusieurs de ses membres frappés par cette affection.

Quoiqu'il en soit, je vais essayer de vous donner une idée à peu près exacte de ce qui se passe à Cherbourg au sujet de la fièvre typhoïde.

Voici une note qui m'a été communiquée par l'Etat-Civil, concernant les décès par fièvre typhoïde pendant l'année 1888.

88 cas dont 62 pour l'hôpital de la marine, restent 26 pour la ville. Ce n'est pas énorme, sans doute, mais c'est beaucoup trop Cette année du reste ne peut pas être considérée comme ayant donné lieu à une épidémie. M. le docteur Guiffart, médecin en chef de l'Hôtel-Dieu m'a dit avoir eu lui-même à l'hôpital pendant 1888, 39 cas de fièvre typhoïde grave.

Voici les statistiques de décès depuis 1881

1881	1185
1882	1088
1883	1059
1884	1109
1885	1019
1886	1072
1887	1079
1888	1055

Vous voyez que l'année 1888, à part 1885, est celle qui a fourni le moins de décès. En 1881 il y a eu 130 décès de plus qu'en 1888 et en consultant le registre de l'état civil, pour 1881 j'ai pu constater que sur 135 décès à l'hopital de la marine, 97 étaient dûs à la fièvre typhoïde. — C'est tout simplement effrayant. On ne parle pas de l'élément civil, c'est qu'en effet, avant 1887 l'état civil n'enregistrait pas la cause des décès et, à l'heure actuelle, il doit se commettre encore souvent des erreurs, dans ce sens, on est obligé de s'en rapporter aux personnes qui viennent faire les déclarations. — Avant 1888, on ne peut pas savoir quelle était la mortalité par fièvre typhoïde les médecins n'indiquant pas sur le certificat de décès, le nom de la maladie. Il faut donc jusqu'en 1888, se contenter des états fournis par la marine.

J'ai consulté à ce sujet les rapports de fin d'année des médecins-majors d'infanterie de marine, et je vais vous en lire quelques extraits. — Ils suffiront, jel' espère, pour vous édifier au sujet de la fièvre typhoïde à Cherbourg.

Rapport de M. Sollaud pour 1885 :

« La fièvre typhoïde n'a pas cessé depuis 30 ans

d'exercer périodiquement ses ravages parmi les troupes de la Marine et de la Guerre en garnison à Cherbourg. — Le 1er régiment d'infanterie de marine surtout a payé le plus large tribut à ce terrible fléau.

Le tableau suivant que j'ai dressé en m'appuyant sur les rapports de mes prédécesseurs, et sur les registres de l'hôpital rend compte exactement de la situation.

Il s'étend de 1872 à 1885.

ANNÉES	ENTRÉES A L'HOPITAL	DÉCÈS
1872	27	3
1873	61	6
74	63	15
75	152	39
76	49	6
77	319	69
78	39	7
79	105	17
80	30	3
81	223	35
82	72	11
83	59	10
84	245	43
85	154	21

Tableau comparatif des divers corps de Troupes pendant les 4 dernières Années

ANNÉES	INFANTERIE DE MARINE	ARTILLERIE DE MARINE	DIVISION	RÉGIMENT DE LIGNE	TOTAL
		ENTRÉES			
1882	72	11	19	20	122
1883	59	12	18	22	111
1884	245	19	32	23	319
1885	154	27	12	45	238
		DÉCÈS			
1882	11	2	2	2	17
1883	10	1	5	3	18
1884	42	7	4	3	56
1885	21	6	1	8	36

Effectif moyen de ces différents corps pendant ces 4 années

2.194	453	721	2.205

Comparaison des entrées, décès aux effectifs et des décès aux entrées

	EFFECTIFS	ENTRÉES	DÉCÈS	DÉCÈS aux entrées
Infant. de marine	2.194	5 0/0	0,8 0/0	16,5 0/0

Artill. de marine.	453	3,8 0/0	0.8 0/0	23 0/0
Division	721	3,2 0/0	0,4 0/0	14 0/0
Régt de ligne.....	2.205	1,2 0/0	0,2 0/0	13 0/0

Etudiant alors la question de la fièvre typhoïde pour
1885, M. Sollaud s'exprime ainsi :

Dans le courant du mois d'août, à la suite d'une sécheresse éclate dans la caserne d'infanterie de marine une
nouvelle épidémie assez bénigme, qui dure jusqu'aux premiers jour d'octobre.Il l'attribue à l'abaissement de la nappe
d'eau souterraine, (théorie de Pettenkofer). M. Sollaud ne
s'explique pas en effet autrement la cause de cette épidémie, les conditions ordinaires, encombrement, fatigues,
etc., n'existant pas.

L'épidémie, dit-il,est survenue au moment le plus chaud
de l'année, après l'inspection générale, c'est-à-dire à l'époque de l'année où les exercices sont le moins nombreux,
et lorsqu'un grand nombre de soldats et sous-officiers
étaient en congé ou en permission, et que par suite l'encombrement était à son minimum ; à une époque où par
suite du prix des légumes, la nourriture du soldat est plus
saine et plus copieuse que jamais. Il y eut 47 cas et 6 décès. M. Sollaud parle de l'eau de boisson Il dit que l'eau
de la Divette est de bonne qualité. Il faut déclarer qu'on
ne l'avait pas analysée jusque là. Cela n'a été fait qu'en
1886-1887 et je vous en ai donné le résultat. qui la déclare
mauvaise au contraire. — Malgré tout M. Sollaud s'étonne
de la différence qui existe, entre les casernes d'infanterie
de Marine et celle toute voisine de la Guerre.

A la caserne de ligne, dit-il, les soldats boivent de
l'eau de la Fontaine Rose, source analysée qui fournit
une eau abondante, fraiche et d'excellente qualité. —
Comme il est hors de doute que cette caserne, voisine
pourtant du quartier 2,et bâtie sur le même modèle ne
fournissait chaque année qu'un nombre assez restreint
de fièvre typhoïde. ou on vient tout naturellement à
penser que la cause de cette immunité relative pourrait résider dans la différence des eaux potables. On
songea même à amener l'eau de la Rose à ce quartier;
mais à cause des grands frais qu'occasionnerait ce
projet on se contenta d'y installer 4 filtres Chamberland.

En 1886, M. Sollaud attribue la grande diminution
des cas de fièvre typhoïde à la réduction du nombre
des lits par chambre, aux filtres Chamberland, et à dif-
férentes modifications hygiéniques , reconstruction
des latrines, installation de douches, etc...

En 1887, M. Sollaud écrit: « Les prévisions que j'ex-
primais dans mon rapport de 1886 de voir la fièvre
typhoïde disparaître de nos casernes ne se sont pas
malheureusement réalisées. Malgré l'observation mé-
ticuleuse de toutes les prescriptions hygiéniques, malgré les nombreuses améliorations apportées dans l'hy-

giène du casernement, de l'alimentation des hommes, la fièvre typhoïde a pris de l'extension et en 4 mois, il y a 100 entrées dont 21 décès. Je me réserve, dit-il, de prouver que l'eau potable des casernes d'infanterie de Marine ou eau de la Divette doit être sinon seule, du moins pour la plus grande part, incriminée. et, parlant du filtre Chamberland. il ajoute : Après l'installation du filtre Chamberland. la caserne 2, fut moins éprouvée. Aussi, dit M. Sollaud. dans les 4 premiers mois de 1887, sur les 100 cas de fièvre typhoïde et les 21 décès. le quartier 2, le plus éprouvé jadis, n'a que 8 cas, dont 1 décès. Il paraît même que ces 8 cas, se rapporteraient à des soldats, qui, interrogés par lui, avaient déclaré que, malgré la défense faite, ils avaient bu l'eau des bornes-fontaines, celle des filtres ayant mauvais goût. C'était la faute des bailles. Ce fait d'innocuité de cette caserne est d'autant plus remarquable qu'elle a reçu depuis 10 mois les engagés volontaires arrivant par 30 à 40 par mois.

1887-1888. M. Dupouy qui a remplacé M. Sollaud attribue à l'eau de la Divette la recrudescence de la fièvre typhoïde en novembre. Il déclare que les soldats éprouvent de la répugnance à boire de l'eau filtrée, et lui préfèrent l'eau des borne-fontaines dont ils usent autant qu'ils le peuvent.

Enfin en 1888 et commencement de 1889. M. Bellamy actuellement encore médecin major de l'infanterie de marine s'exprime ainsi :

Petite épidémie au mois d'août, septembre, octobre, novembre. Si nous recherchons les causes, dit-il, il faut écarter l'encombrement, les casernes étant à moitié vides, les exercices modérés, l'aération des appartements parfaite. Reste l'intoxication par l'eau

La première épidémie du mois d'août, commença après des pluies torrentielles succédant à un peu de sécheresse. Cette coïncidence a été notée plusieurs fois. Les pluies abondantes ont pour effet de laver les champs recouverts d'engrais humains et en entraînent une partie dans la Divette. Des lavoirs sont établis le long de cette rivière un peu au-dessus de la prise d'eau de la ville. Il est donc permis de supposer que, par ce concours de circonstances les bacilles de la fièvre typhoïde, affection fréquente à Cherbourg devaient se trouver dans les selles et linges des habitants et être entraînés dans la Divette. Il parle de l'analyse prescrite par le Ministre de la Guerre, analyse qui a fait constater la présence du bacille dans ces eaux.

La propagation par l'eau de la Divette peut donc, dit M. Bellamy être considérée comme très probable, d'autant plus que presque tous les cas, se sont montrés au quartier 3. seule caserne alimentée par l'eau de la ville, les autres 1 et 2 ayant l'eau de la Marine captée bien plus haut, le camp établi sur les glacis puisant l'eau à la fontaine Rose, ayant eu fort peu de cas. D'ailleurs rien ne'prouve que les hommes atteints dans ces casernes n'aient pas consommé en ville de l'eau de la Divette.

Une autre preuve de la contagion par l'eau, c'est que le quartier 2, qui autrefois était le plus frappé, est tombé au 3e rang, depuis l'installation même défectueuse des filtres Chamberland.

Je ne voudrais pas terminer cette excursion dans les registres de l'infanterie de marine sans vous parler de l'appréciation d'un de nos honorables collègues, M. le docteur Girard Labarcerie qui en 1867, 1868 après examen attentif des causes, de la marche, et de l'évolution de la fièvre typhoïde, pressentait déjà le caractère spécifique de cette maladie et par suite croyait à une cause spécifique.

Vous entretiendrai-je maintenant du travail fait par notre confrère de la guerre, M. le docteur Collignon. Il y a peut-être dans sa brochure quelques appréciations erronées, quelques exagérations, mais l'ensemble est exact Pour ne citer qu'une des erreurs, il n'est pas vrai de dire que Cherbourg soit placé la 4e parmi les villes insalubres d'Europe. Ainsi à ne considérer que la France,et même les 5 ports militaires, Cherbourg est au contraire, au point de vue de la mortalité notée comme la moins éprouvée après Rochefort toutefois. Voici du reste un document officiel fourni par le ministre du commerce à ce sujet :

Année 1888

Cherbourg.	29,08	Le Havre.	29,81	Bordeaux	24,42
Brest	32,47	Marseille	34,93	Besançon	28.31
Toulon	32,47	Rouen	36,49	Lyon	23,35
Lorient	30,05	Paris	24,50	Lisieux	37,73
Saint-Lo	30,59	Dieppe	39.98	Saint-Malo	29,67
				Granville.	27,15

Un fait m'a bien frappé ; il me parait probant et je n'hésite pas à vous le signaler. — Il s'agit du fort de Querqueville :

« Brusquement les 16. 18 et 21 juin 1887, un groupe de malades se présentent à la visite avec des symptômes inquiétants. 3 typhoïdes confirmées entrent à l'hôpital, les autres plus faiblement atteints guérissent à l'infirmerie ou à la chambre ; les cas légers, embarras gastrique. sont fréquents pendant tout le reste du mois, puis disparaissent. Dès lors plus rien. — Cet hiver alors qu'à l'enceinte le 25e et le 136e avaient un nombre de malades extrêmement élevé, le bataillon de Querqueville jouissait d'un état sanitaire excellent.

Du 4 au 6 février subitement se produit une véritable épidémie, puis dure à peu près tout le mois, puis de nouveau santé parfaite jusqu'en mai, ou le même cas se reproduisait sous une forme presque identique

Cette invasion brusque de la typhoïd· survenant au milieu d'une situation sanitaire excellente, troublait toutes mes idées sur l'étiologie de cette maladie. Je ne voyais pas comment l'eau de la citerne du fort, de l'eau de pluie, pouvait produire des effets sem-

blables ; d'autre part, on n'avait fait aux environs aucun grand re-
muement de terre, le casernement ne pouvait être incriminé, bref,
j'avais vainement cherché la cause de cette épidé ie. Un jour,
j'appris par hasard que, lorsque l'eau manquait, on emplissait la
citerne avec l'eau de la ville, de l'eau de la Divette, apportée au
fort par le bateau citerne de la marine. Remontant aux sources
on découvrit bientôt que les 2 épidémies de février et de Mai s'é-
taient produites une dizaine de jours après des apports d'eau.
Tout dès lors devenait clair pour moi. »

La brochure de notre honorable confrère a donné lieu
à quelques critiques. La presse s'en est emparé et, pour
ne pas laisser s'égarer l'opinion publique, je crois devoir
y apporter moi-même la réponse. L'honorable contradic-
teur a, dans la circonstance été poussé par un mobile très
respectable, il ne veut pas laisser dire que Cherbourg est
une ville malsaine, dans la crainte sans doute d'éloigner les
étrangers ou de nous mettre en suspicion vis à vis de l'autorité militaire. — Quant à cette dernière sollicitude, elle
me semble un peu naïve, — car l'autorité militaire était
avant nous, au courant de la question. Au surplus, Lorient,
Brest, Toulon sont encore plus éprouvés que Cherbourg.
Il me semble du reste qu'il serait bien plus logique de faire en sorte d'établir d'une façon péremptoire que Cherbourg est absolument parfait au point de vue hygiénique,
et cela en y apportant les modifications indispensables. Ce
serait le vrai moyen d'attirer les étrangers et de satisfaire
l'autorité militaire. Quant à essayer de cacher la situation
par des phrases, je ne pense pas que cela puisse produire l'effet attendu.

Quoi qu'il en soit, comme je connais cet honorable critique, et qu'en définitive son travail est conciencieux quoique à côté de la question, il mérite une réponse, et j'espère qu'il me saura gré de la lui fournir, mais sur un point
seulement, le plus important du reste. Une réponse complète n'entraînerait trop loin et serait, je le répète hors de
propos.

L'auteur de la critique parle en effet d'une mortalité re-
lativement plus considérable par fièvre typhoïde dans les
communes environnantes, bien qu'on n'y boive pas l'eau de
la Divette. Eh ! parbleu la Divette n'arrose pas le monde
entier, avait-on parlé jusqu'ici dans la science de l'eau de
Divette, (ce qui n'a pas empêché les travaux sur les eaux
potables et la découverte du bacille typhique) et cela pré-
cisément dans des épidémies de petites localités, épidémies
elles-mêmes localisées. Ainsi : Pierrefonds, et l'année dernière l'école normale supérieure de filles à Saint-Brieuc.

Il a suffi de bien rechercher les causes, et on les a trou-
vées, et cela dans les eaux de boisson. — On n'a jamais
incriminé seules les eaux de rivières, mais bien l'eau où
qu'elle soit, quand elle reçoit des matières fécales de typhiques, soit directement, soit par infiltration provenant
de fosses d'aisances. Or cela est absolument commun dans
les campagnes, où les puits sont à côté du fumier et des
fosses d'aisances, — et je suis persuadé que si on avait étu-

dié ces petites [épidémies comme on pourrait le faire aujourd'hui, on aurait découvert la cause de ce délit, le bacille.

J'ai tenu à répondre ces quelques mots, parce que l'opinion publique a été surprise par cette critique et qu'il est de toute nécessité de la remettre dans le droit chemin.

De tout cet exposé dont je vous prie de me pardonner la longueur (je n'ai pas pu faire autrement), il résulte donc pour moi la nécessité de poser la question ainsi.

1° La fièvre typhoïde est-elle en permanence à Cherbourg et, chaque année éprouve-t-elle périodiquement de la recrudescence ? A-t-elle augmenté à Cherbourg depuis une dizaine d'années, il est bien entendu que je comprends là la fièvre typhoïde grave, la fièvre muqueuse et les embarras gastriques fébriles Je crois qu'à cette question tous les médecins vous répondront oui.

2° La fièvre typhoïde est-elle due surtout à l'ingestion de boissons contaminées. Ici je ne puis répondre qu'en mon nom personnel quoique étant persuadé que la plupart des médecins sont de mon avis.

Les analyses des eaux de la Divette, faites par trois savants dont l'autorité est incontestable, ne se contredisent pas, comme on pourrait le croire. Elles se complètent au contraire.

L'un, M. Gosselin, de Caen, a trouvé beaucoup de bacilles.

M. Chantemesse n'en a pas trouvé ; mais il déclare l'eau très-suspecte à ce point de vue, et en tous cas, la déclare absolument mauvaise, infectée par les matières fécales ; et le mieux est de ne pas s'en servir pour les usages alimentaires.

M. Vaillard a trouvé le bacille dans les eaux envoyées par M. Collignon eaux prises dans la caserne du Val-de-Saire. Il ne l'a pas trouvé dans celles que nous lui avons envoyées. Mais il déclare aussi l'eau de la Divette très-sale, chargée de microbes divers, et particulièrement de la putréfaction, et infectée par les matières fécales.

L'analyse de M. Léonard est également probante à ce sujet. Il ne parle pas des microbes parce qu'il n'a pas eu les moyens de les rechercher; mais il les reconnaît très-chargées de matières organiques, ce qui est la même chose. Au surplus, après trois filtrations successives, elles sont encore légèrement teintées de jaune, ce qui est le caractère des plus mauvaises eaux à l'exception des eaux stagnantes des marais.

En un mot, ces eaux sont mauvaises, sales, souillées par les matières fécales et doivent renfermer à un moment donné le bacille typhique. Comme le dit le docteur Chantemesse, ces recherches sont très-difficiles, et dans de grandes eaux courantes, c'est un hasard que de le saisir. On peut facilement passer à côté. Il peut s'y trouver à certains moments, se détruire à d'autres, soit parcequ'il n'y trouve plus les éléments nécessaires à sa propagation, soit parcequ'il s'y trouve éteint par les quantités innombrables d'autres microbes. En somme, ces eaux doivent forcément et souvent contenir le bacille, et par suite déterminer la fièvre typhoïde.

Si je voulais étendre la question, il me serait facile de jeter encore la pierre à cette eau et par un autre côté excessivement sérieux. Vous avec vu en effet que cette eau est peu minéralisée. Elle ne marque que 6 à l'hydrotimétre, alors que les eaux considérées comme bonnes à ce point de vue doivent marquer environ 21. C'est ce qui explique peut-être la grande mortalité de l'enfance à Cherbourg; c'est ce qui ferait comprendre l'état lymphatique du fond de la population de notre cité. Mais je n'insiste pas davantage, pour ne pas trop assombrir le tableau.

Je n'ai donc à formuler ici qu'un souhait, et je tiens à le faire avec le plus d'énergie possible. c'est qu'on apporte au plus vite les modifications indispensables, soit qu'on capte les eaux de la Divette beaucoup plus haut, soit qu'on ne s'en serve que pour les arrosages, les lavages, les services publics, et que pour l'alimentation on s'adresse à d'autres sources. Elles ne manquent pas aux environs de Cherbourg. Cela occasionnera évidemment des dépenses considérables, mais il n'y a pas lieu de s'arrêter à cette considération, je l'espère. Il s'agit de la vie humaine, et j'ajouterai que c'est surtout à la jeunesse que la question s'adresse. C'est en effet de 15 à 25 ans surtout que la fièvre typhoïde fait presque toutes ses victimes. Or, à cet âge, la société a le droit de compter sur les services de sujets pour le développement desquels elle a fait les plus grands sacrifices, et, question d'humanité à part, la question sociale doit ici évidemment entrer en jeu. A ce point de vue, nul doute qu'un état sanitaire excellent serait une économie sociale de premier ordre. — Donc, pas d'hésitation; il faut se garer de ce côté-là et tout entreprendre pour rendre la situation aussi parfaite que possible.

J'ai dit d'après M. Brouardel, et d'autres, que 90 fois sur 100, c'était l'eau qui servait de véhicule au poison typhique. Mais il y a aussi d'autres facteurs qu'il faut incriminer pour les dix autres centièmes, et contre lesquels il est indispensable de prendre de grandes précautions ; je veux parler des égoûts, des fosses d'aisances, des dépôts de chiffons, des immondices de la rue, du canal de retenue, du cimetière, etc...

A la plupart des égoûts, vous voyez chaque jour verser des déjections de toutes sortes et souvent dans ces déjections il y a le baccille typhique, et dans ce cas là, en été surtout, alors que par la chaleur les matières sont desséchées rapidement, réduites en poussières et répandues dans l'athmosphère avoisinante, vous pouvez en passant recueillir, emporter ces microbes, à l'état de spores desséchées il est vrai, mais encore très-vivaces, et ne demandant qu'un milieu humide pour prendre leur essor. C'est ce qui arrive quand vous rentrez chez vous; car malgré toutes les précautions, les lavages etc... vous ne pouvez avoir fait un nettoyage complet, et d'une façon quelconque, il est fort admissible que vous êtes exposé à en être infecté, qu'ils tombent dans votre cidre, votre vin ou votre potage, vous l'ingérez immédiatement et arrivé dans l'intestin, ils s'épanouissent et vous empoisonnent avec enthousiasme.

Le cimetière doit également attirer notre attention. — Les médecins pourront vous dire, en effet, que les rues voisines, et particulièrement la rue Montebello, où pourtant les autres conditions hygiéniques laissent moins à désirer, sont depuis quelques années plus éprouvées que les autres par la fièvre typhoïde.

Voici donc mes conclusions :

1o Capter les eaux de la Divette aussi près que possible de la source et, entre le point de captation des eaux et le voisinage de la source établir des moyens de protection qui évitent la contamination de ces eaux par des maisons sises dans leur voisinage. De ce point de captation faire passer les eaux dans des canaux couverts, établir des filtres Chamberland à l'entrée et à la sortie des réservoirs, ou mieux ne se servir de l'eau de la Divette que pour les services publics, les arrosages etc., et s'adresser pour l'alimentation à d'autres sources, Ponceau, Fourches, Fontaine Rose, Hainneville, etc.

2º Examiner les égoûts, leur pente, voir si l'eau y coule en assez grande abondance pour bien charrier les matières qui y sont déversées chaque jour. — De plus, surveiller constamment les bouches d'égoûts, pour empêcher qu'on y dépose les déjections, et y installer des appareils qui permettent l'écoulement facile des eaux sales et qui d'un autre côté arrêtent les émanations qui peuvent se dégager des égoûts.

3º Charger la Commission des logements insalubres, de procéder autant que faire se peut, à un examen minutieux des fosses d'aisances des maisons et inviter l'administration à faire rigoureusement exécuter les décisions de la Commission.

4º Eloigner de la ville les dépôts de chiffons, d'os etc.,

renfermant des matières organiques nuisibles à la santé publique.

5o Etablir hors de la ville un dépotoir, et y détruire les matières de vidanges par des procédés chimiques appropriés.

6o Enlever les ordures avant huit heures du matin.

7o Interdire l'épandage des engrais humains dans toute la vallée de la Divette.

8o Laisser couler l'eau dans la ville pendant toute la journée en été.

9o S'occuper aussitôt que possible des questions du cimetière et du dévasement du canal de retenue.

10o Inviter les médecins à signaler à l'autorité les cas de fièvre muqueuse, embarras gastriques fébriles, et fièvre typhoïde grave, à l'autorité; d'agir ensuite de façon à s'assurer que les déjections des typhiques soient versées dans des fosses construites dans d'excellentes conditions. Ce sont des mesures qui sont usitées dans nombre de villes d'Europe, et on n'a qu'à s'en féliciter. Il ne peut être question ici d'attenter à la liberté individuelle. — C'est une question d'intérêt général et s'il ne vous est pas permis de me donner des coups de bâton quand je passe dans la rue, je n'admets pas davantage que vous ayez la faculté de m'empoisonner à volonté par des déjections de typhiques.

Je demande si le Conseil municipal accepte mes conclusions qu'on veuille bien s'occuper immédiatement des travaux à exécuter pour améliorer et rendre aussi parfaite que possible la situation de nos eaux potables, pour perfectionner nos égoûts et nos bouches d'égoûts, en un mot pour faire disparaître de la ville toute cause de nature à développer à Cherbourg cette funeste maladie qui ne cesse de faucher notre population et de lui enlever ses forces les plus vives.

Cherbourg, le 15 Mai 1889.

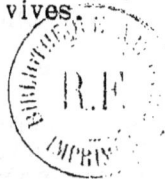

G. OFFRET.

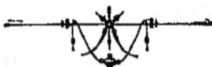

www.ingramcontent.com/pod-product-compliance
Lightning Source LLC
Chambersburg PA
CBHW070746210326
41520CB00016B/4594